AF331811

Publications de l'Union Médicale, Année 1854.

DU CATHÉTÉRISME

DE LA TROMPE D'EUSTACHE

ET DE

QUELQUES CAS NON DÉCRITS

PAR LES AUTEURS QUI EN RÉCLAMENT L'EMPLOI.

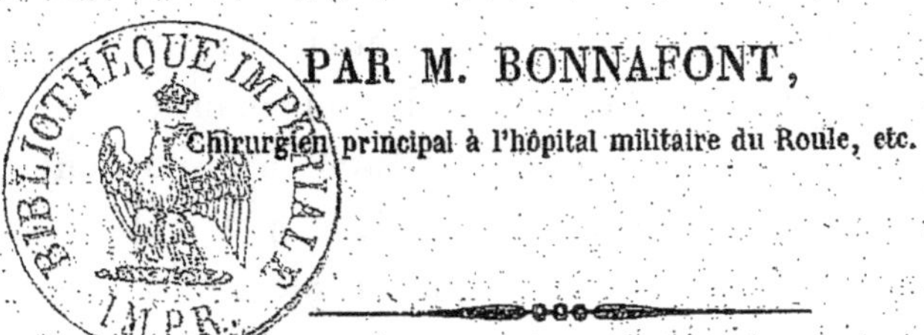

PAR M. BONNAFONT,

Chirurgien principal à l'hôpital militaire du Roule, etc.

Bien que le cathétérisme de la trompe d'Eustache soit une opération simple et ne pouvant entraîner aucun inconvénient sérieux, elle offre parfois des difficultés qui exigent de la part du chirurgien une certaine habileté et une grande habitude. Mais avant de parler du manuel opératoire, nous allons entrer dans quelques considérations anatomiques, dont la connaissance est indispensable pour l'introduction d'une sonde jusqu'à ce conduit.

La trompe d'Eustache est un canal qui, ouvert à ses deux

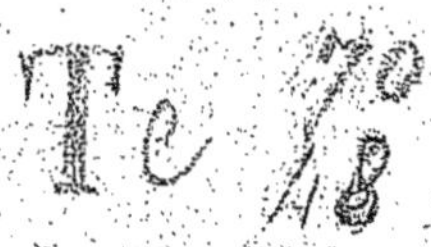

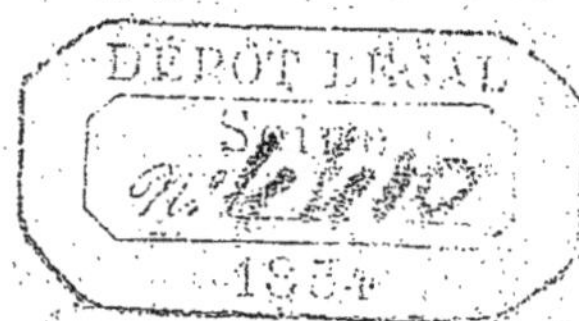

bouts, unit le pharynx à la caisse du tympan, introduit l'air atmosphérique dans cette dernière et sert aussi à maintenir, dans un équilibre nécessaire à la transmission des sons, la membrane du tympan. Ce conduit se compose de deux parties bien distinctes quoique continues ; l'une plus interne, cartilagineuse, et l'autre, plus externe, osseuse.

La partie cartilagineuse, plus large et évasée à son extrémité interne se termine par un bourrelet très saillant et forme l'embouchure de la trompe ; tandis que son autre extrémité qui se continue avec la portion osseuse jusqu'à la caisse, est beaucoup plus étroite. Cette portion représente donc assez bien un cône, dont le sommet est tourné en haut et en dehors, tandis que sa base est tournée en dedans et en bas. Elle est formée par deux cartilages triangulaires de volume inégal. Le plus petit, situé en dedans, uni par sa pointe à la portion osseuse, et par sa base à l'aile interne de l'apophyse pterygoïde, donne attache au muscle péristaphylin externe, l'autre, plus considérable, s'attache aussi par son sommet au tube osseux de la trompe et forme par sa base, qui est libre, la partie interne du pavillon de cette trompe et fournit un point d'attache au péristaphylin interne.

Cette portion cartilagineuse qui occupe les deux tiers environ de la longueur de la trompe n'a pas partout les mêmes dimensions ; après plusieurs expériences, j'ai trouvé que la moyenne de son calibre était, à son embouchure, de 5 millim. de diamètre de haut en bas, et de 4 d'avant en arrière ; à 1 centimètre de profondeur, 4 millim. de haut en bas et 3 transversalement ; à 16 millimètres de profondeur, 3 de haut en bas et 1 seulement d'avant en arrière.

Après cette profondeur, la trompe, d'ovale qu'elle était, prend une forme triangulaire, dont le côté interne, le plus large, est formé par la portion cartilagineuse très dure et inextensible, tandis que les deux côtés externes formés par un tissu fibreux et aponévrotique, peuvent se prêter à une légère dilatation.

Bientôt la trompe cesse d'être cartilagineuse, et s'engage dans un conduit osseux, creusé en grande partie dans l'épaisseur du temporal, entre le rocher et la portion squammeuse, au-dessus du canal carotidien. Cette seconde portion de la trompe, dite *portion osseuse*, diminue tout à coup de calibre, prend une forme allongée de haut en bas et de dehors en dedans, et n'a plus, vers la partie moyenne, qu'un millimètre et demi dans sa plus grande dimension, et trois quarts de millimètre transversalement ; inutile d'ajouter que, dans cette région, les parois ne sauraient se prêter à la plus légère dilatation. Cette partie étroite n'a pas plus de 6 millim. d'étendue, après quoi, la trompe s'élargit de nouveau au fur et à mesure qu'elle approche de la caisse où son orifice, de forme ovalaire, a 4 milimètres de haut en bas et 3 transversalement. La trompe ne forme donc pas, comme le disent les anatomistes, un cône à base large et évasé à son extrémité gutturale, et dont le sommet, plus étroit, se confond avec la caisse du tympan.

Nos dissections nous ont démontré qu'elle se compose de deux cônes inégaux en dimension dont la base correspond, l'une à la voûte gutturale et l'autre au tympan, tandis que leurs sommets se touchent dans la réunion des portions cartilagineuse et osseuse en formant une espèce de col.

Ces considérations anatomiques, qui paraîtront peut-être un peu minutieuses, sont de la plus haute importance pour guider la main de l'opérateur, soit que, dans le traitement des cophoses, il ait besoin d'agir sur la trompe pour y détruire la cause du mal, ou bien qu'il ne se serve de ce tube que comme d'un moyen de diriger dans la caisse une médication quelconque.

Tous les auteurs s'accordent à donner à la trompe 2 pouces de longueur. Après en avoir mesuré un très grand nombre, nous avons trouvé que la moyenne était, chez l'homme, de 33 millim., et chez la femme de 36. Si on porte la mensuration au-delà de l'orifice externe, on trouve 43 millimètres jusqu'à la chaîne des osselets et 50 jusqu'aux cellules mastoïdiennes. J'ai pris ces mesures afin de répondre à une assertion de M. Kramer (*Traité des maladies de l'oreille*, p. 196), qui prétend que si un stylet est introduit par la trompe jusqu'à la caisse, son extrémité va frapper directement la membrane du tympan. Après avoir répété plus de cent fois cette expérience sur le cadavre, nous avons toujours observé que le stylet se dirigeait vers les cellules mastoïdiennes en passant derrière le tendon réfléchi du muscle interne du marteau (ou pétro-malléal) et de la longue branche de l'enclume.

Cette disposition anatomique qui a été omise est cependant d'une grande importance pratique, puisque par le traitement par les injections des maladies de l'oreille moyenne, elle nous explique pourquoi les injections liquides ont été si souvent nuisibles, tandis que celles administrées sous forme de gaz, lui ont bien été préférables. M. Deleau, qui, le premier, a fait subir cette substitution à la thérapeutique des cophoses, a rendu un service que tous ceux qui se livrent à l'étude des maladies de l'oreille doivent hautement reconnaître.

Il est facile de concevoir que lorsqu'une injection aqueuse est poussée avec assez de force pour pénétrer jusqu'à la caisse, le liquide suivra en ligne droite la direction qui lui aura été imprimée par la trompe. Cette direction étant celle que nous venons de donner, le liquide ira droit, après avoir saturé la caisse, s'infiltrer dans les cellules mastoïdiennes. On comprend maintenant, une fois qu'un liquide est parvenu dans les cellules, les désordres qui peuvent résulter de son séjour, que leurs nombreuses sinuosités doivent rendre toujours fort long. Les expériences que nous avons faites sur le cadavre ont d'ailleurs pleinement justifié nos prévisions.

La trompe est tapissée dans toute son étendue par une membrane muqueuse qui se continue avec celle du pharynx. Épaisse à l'embouchure de ce tube où elle forme un bourrelet très sensible, elle s'amincit au fur et à mesure qu'elle s'engage davantage dans son intérieur, et où, dans la portion osseuse, elle est réduite à un feuillet si mince qu'elle semble appartenir bien plutôt au genre séreux qu'à une muqueuse. Dans l'intérieur de la caisse elle est encore bien plus réduite, car il est presque impossible de la séparer des os qu'elle tapisse. Les auteurs à qui cette disposition anatomique n'a pas échappé n'en ont pas déduit cependant toutes les considérations physiologiques qui paraissent s'y rattacher.

Si on examine avec soin la nature de la sécrétion fournie par la muqueuse qui tapisse la trompe, ainsi que l'oreille moyenne, on trouve que, depuis son ouverture pharyngienne jusqu'à la portion osseuse, le produit est à peu près semblable au mucus des fosses nasales et pharyngiennes ; tandis qu'à partir de la portion osseuse jusque dans tout l'intérieur de la caisse, le liquide sécrété est clair, limpide, et ressemble bien plus à un produit des membranes séreuses qu'à celui qui est fourni par des cryptes muqueuses. S'il en était autrement, l'oreille formerait une grande exception aux conditions essentielles qu'on rencontre dans toutes les cavités qui contiennent des organes mobiles. Ces conditions, comme on s'accorde à le reconnaître, sont : 1º la présence d'une membrane mince qui la tapisse ; 2° la sécrétion d'un liquide transparent et séreux qui facilite le glissement des organes. L'intégrité des fonctions de ces organes exige si impérieusement celle de cette sécrétion, que, lorsqu'elle est supprimée ou seulement suspendue, des adhérences ne tardent pas à se former. Si, au contraire, par suite d'une altération de la tunique, cette sécrétion est rendue plus épaisse, il y aura aussitôt difficulté dans les mouvemens et perversité dans la fonction correspondante. Or, si des conditions pareilles sont indispensables au mouvement d'organes d'un certain volume, combien ne deviennent-elles pas plus indispensables aux fonctions d'un appareil aussi délicat que celui qui est contenu dans l'oreille moyenne? Conçoit-on que les mouvemens si délicats de la chaîne des osselets eussent pu s'exécuter librement au milieu d'un produit visqueux et gluant, comme l'est presque toujours celui sécrété par les membranes muqueuses? A quoi peut donc tenir cette différence de sécrétion dans une si faible distance de la membrane qui tapisse ces parties? Probablement à la même cause qui sépare les propriétés vitales de la pituitaire d'avec celles de la muqueuse buccale et pharyngienne, quoiqu'il y ait cependant continuité du tissu dans la membrane qui tapisse ces diverses parties.

Ne voit-on pas, d'ailleurs, dans cette différence des propriétés de la muqueuse qui tapisse la portion cartilagineuse de la trompe d'avec celles de la partie osseuse de la caisse, une des admirables prévoyances que la nature a mises dans tout ce qui compose notre organisme? S'il en eût été autrement, comment l'oreille moyenne aurait-elle pu se débarrasser des mucosités épaisses qu'on rencontre toujours à l'embouchure de la trompe? Peut-on admettre raisonnablement que la portion osseuse, dont le diamètre ne dépasse pas celui du conduit de Sténon, pourrait suffire à son libre écoulement? Cela serait, et comment admettre la présence, dans la caisse, d'un fluide aussi épais, sans que le mécanisme, si délicat et si important de la chaîne des osselets n'en fût point dérangé ou rendu plus ou moins défectueux? Et la membrane du tympan placée entre ces deux milieux de densité si inégale, pourrait-elle alors être sensible à l'impression des ondes sonores? Cette disproportion de densité entre les fluides contenus dans la caisse et l'air du conduit auditif externe ne détruit-elle pas la condition essentielle et indispensable à celle des vibrations de la membrane qui est la densité égale du milieu? Les variations, d'ailleurs si nombreuses, auxquelles sont exposées les sécrétions des muqueuses, n'auraient-elles pas occasionné de trop fréquentes perturbations dans la transmission des sons à travers la caisse du tympan?

Maintenant, si on veut rapprocher les usages des produits muqueux de la trompe et de ceux de la caisse, nous les trouvons en tous points analogues à ceux des fluides auxquels nous les comparons : Pour ceux de la trompe, l'action de modérer l'impression des corps étrangers qui passent continuellement par les cavités buccale, pharyngienne et nasale; tandis que ceux de la caisse ont, comme tous les produits séreux, pour fonction de diminuer le frottement, de rendre les mouvemens plus faciles et de s'opposer à la formation des adhérences.

Notre opinion trouve un argument plus concluant en sa faveur, dans la conformation même de la trompe. Sa portion osseuse rétrécie qui ressemble à un col, ne pourrait-elle pas avoir pour usage, tout en permettant la communication de la caisse avec le pharynx, de mettre la première à l'abri du contact de l'air et des corps qui pourraient s'y introduire et surtout de la protéger contre l'action des nombreuses variations de l'atmosphère auxquelles la gorge est si exposée?

La délicatesse et la grande susceptibilité des petits organes contenus dans le tympan avaient besoin, pour l'harmonie de la fonction à laquelle ils concourent d'une manière si puissante, d'un milieu dont la température fût toujours égale; et c'est problablement afin que l'air atmosphérique, indispensable à l'audition, ne fût pas renouvelé trop brusquement et que la température de celui contenu dans la caisse n'en éprouvât que peu ou point de changement, que la trompe d'Eustache est ainsi conformée. On comprend que si le calibre de ce tube eût été partout égal à celui de son orifice, l'air, se précipitant sans obstacle dans l'oreille moyenne, eût infailliblement exposé cette partie aux mêmes affections dont l'arrière-bouche est si fréquemment le siége.

La trompe d'Eustache, comme tous les conduits tapissés par une membrane muqueuse, est susceptible de devenir le siége de rétrécissemens, lesquels se traduisent par un simple gonflement de la muqueuse ou par sa dégénérescence dans les points qui ont été le siége de l'inflammation chronique abandonnée à elle-même. Après le simple gonflement, qui est la maladie la plus fréquente, les obstacles qu'on y rencontre le plus souvent sont occasionnés par de petites indurations siégeant le plus ordinairement à la réunion de la portion cartilagineuse de la trompe avec la partie osseuse.

Le diagnostic de ces indurations est facile à constater au moyen d'une bougie filiforme, dont l'extrémité, en passant d'une granulation à l'autre, donne une sensation qui est facilement sentie par les doigts qui la tiennent. Il est bien rare, à moins que la maladie ne soit très ancienne, que ces petits obstacles résistent à l'action mécanique des bougies graduées, simples ou imbibées d'une pommade fondante, comme celles d'iodure de plomb, de potassium ou d'azotate d'argent, employées pendant un temps assez prolongé.

L'autre genre de rétrécissement que nous avons constaté, et sur lequel tous les auteurs gardent le plus grand silence, consiste dans un repli valvulaire de la muqueuse, siégeant le plus ordinairement à 15 ou 20 millimètres de l'embouchure de la trompe. Ce repli, dans les six cas que nous avons observés, formait un segment adhérent aux deux tiers de la circonférence de ce conduit, et laissait par le bord libre une petite ouverture qui établissait une faible communication entre l'oreille moyenne et la gorge ; quelquefois ce bord est tendu, d'autres fois, il est flasque et flottant ; dans ce dernier cas, l'action de l'éternûment et du moucher, en refoulant brusquement l'air dans la trompe, pousse ce voile mobile du côté de la caisse, et le fait appliquer contre les parois de ce tube, qu'il ferme hermétiquement. L'obstruction instantanée qui en résulte occasionne une cophose presque complète qui impressionne très péniblement le malade, mais l'équilibre de l'air contenu dans la caisse du tympan et celui de l'arrière-bouche cherchant à se rétablir peu à peu, la valvule cède à la pression qui lui vient de l'intérieur ; elle s'affaisse, permet la communication entre les deux cavités, et rétablit ainsi l'audition au degré déjà existant ; aussi, les personnes atteintes de cette infirmité osent à peine se moucher, dans la crainte de renouveler cet accident, ou bien quand elles se mouchent, elles ont la précaution de laisser la bouche ouverte, afin d'éviter ainsi le refoulement de l'air dans les trompes.

Cet obstacle a un autre inconvénient qui peut avoir des conséquences graves pour l'organe de l'audition. La trompe donne passage, comme on sait, à l'excédant des liquides sécrétés dans la caisse du tympan, et, si cette sécrétion rencontre un des obstacles dont nous venons de parler, le liquide s'accumule derrière, augmentant ainsi l'obstruction. Si la valvule occupe la presque totalité de la circonférence de la trompe, le liquide refluera dans la caisse, où il déterminera un épanchement, qui, à la longue, peut produire des accidens forts graves, tels que le ramollissement et la déchirure du tympan, la chute des osselets, etc., etc.

TRAITEMENT.

Les moyens à employer contre cette espèce de cophose sont indiqués par la nature même de l'affection ; seulement, comme la cause n'était pas connue, les moyens à lui opposer n'ont nullement fixé l'attention des praticiens.

Rapprochant ce cas pathologique de ceux du même genre, que l'on rencontre fréquemment dans le canal de l'urètre, nous avons cherché à lui opposer les mêmes moyens ; ainsi, après avoir introduit et fixé la sonde en argent dans la trompe d'Eustache, nous glissons au moyen de cette sonde de petites bougies en gomme élastique dans la trompe, afin d'obtenir par la dilatation l'affaissement valvulaire. Dans un cas de surdité double, ce moyen a suffi seulement sur une oreille, mais il a fallu le continuer pendant deux mois en répétant le cathétérisme tous les deux jours. Deux fois nous n'avons pu vaincre l'obstacle qu'en provoquant la déchirure de la valvule, au moyen d'un petit mandrin d'argent entouré d'un fil de soie ; cette opération peu douloureuse est à peine ressentie par le malade. Mais, pour obtenir de cette opération tous les bénéfices qui peuvent en résulter, il faut avoir soin d'introduire, quelques minutes après, une bougie ordinaire qui maintienne les bords de la déchirure écartés ; sans cette précaution il arriverait ce qui arrive à toutes les plaies, c'est-à-dire que les bords restant en contact, se réuniraient dans les vingt-quatre heures.

Trois fois nous avons employé la cautérisation au moyen d'un petit porte-caustique très délié, fixé à l'extrémité d'une bougie. Ce procédé, moins expéditif que la déchirure, est d'une application plus facile et moins douloureuse; c'est celui auquel maintenant nous donnerons la préférence. Il est facile de comprendre que le mandrin qui est destiné à déchirer un repli muqueux, quoique mince, mais cependant assez résistant, peut glisser jusqu'à l'angle formé par ce même repli et la paroi de la trompe, et produire un décollement de la muqueuse au lieu de déchirer ce même repli, tandis que le caustique ne peut jamais avoir cet inconvénient et que son action doit naturellement s'exercer sur la valvule même.

MANUEL OPÉRATOIRE DU CATHÉTÉRISME DE LA TROMPE.

Le manuel différera suivant que l'on emploiera une sonde en gomme élastique armée d'un mandrin en fer, ou bien une sonde métallique. La première, une fois introduite, exige pour atteindre le but qu'on se propose (l'insufflation d'air dans les trompes), qu'on retire le mandrin; or, comme ce mandrin est formé d'une tige très solide et courbée à son extrémité, il doit arriver très souvent que les inflexions qu'il communique nécessairement à la sonde élastique pendant le mouvement de retrait, doivent éloigner l'extrémité de cette sonde de la trompe d'Eustache.

Nous avons employé quelque temps ces sondes, et ce n'est qu'après avoir bien constaté l'inconvénient que nous signalons que nous les avons remplacées par les sondes en argent. Du reste, l'addition de petites bougies en gomme élastique que nous avons faite pour vaincre les rétrécissemens de la trompe, ne pouvant pas être introduites avec les sondes en gomme, cela seul eût suffi pour leur substituer les sondes métalliques.

En cela, nous sommes parfaitement d'accord avec le docteur Kramer, de Berlin, qui, comme nous, avait substitué depuis longtemps les sondes métalliques à celles en gomme. Quant à la forme des sondes en argent, nous les avons modifiées de manière à en rendre l'application plus fructueuse. Ainsi, la courbure qui, dans *les sondes d'Itard*, est très faible, nous l'avons portée à près de 45 degrés; de cette manière, lorsque l'instrument est introduit, son extrémité s'engage de 1 centimètre environ dans la trompe, tandis que celle d'Itard ne fait qu'effleurer son embouchure, de sorte que la première envoie directement l'air insufflé dans l'oreille moyenne, tandis que la plus grande partie se perd dans la gorge par l'emploi de la seconde. En outre, au lieu d'un simple œillet placé sur la partie supérieure de la sonde d'Itard, près de son embouchure, nous en avons placé deux latéraux. Cette modification permet à l'opérateur de tenir solidement l'instrument entre l'indicateur et le médius d'une part, et le pouce de l'autre; tandis que celle d'Itard, devant être saisie par deux doigts seulement (le pouce et l'indicateur), présente peu de solidité et offre surtout moins de facilité pour l'introduire.

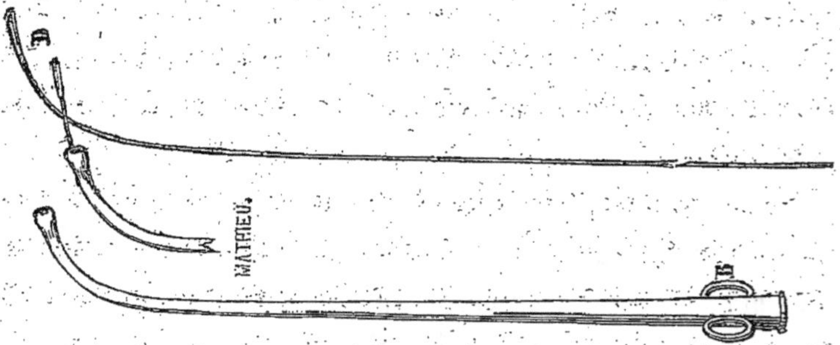

B. Sonde en argent ayant 14 centimètres de longueur. — *D.* Mandrin en gomme élastique, muni à son extrémité d'un petit porte-caustique direct. Le bout de la sonde courbée laisse voir l'extrémité d'une petite bougie dilatatrice de la trompe.

Introduction.

Le chirurgien, placé du côté opposé où il veut introduire la sonde, saisit cette dernière comme nous l'avons dit, c'est-à-dire entre le pouce et les doigts indicateur et médius, le bec tourné en bas ; il relève ensuite l'extrémité du nez avec le pouce de la main gauche si le cathétérisme s'opère du même côté, pendant que de la droite il engage l'extrémité de la sonde dans l'ouverture des fosses nasales, en côtoyant le plancher au-dessous du cornet inférieur. Au fur et à mesure que la sonde s'engage, elle est ramenée à une position horizontale, et enfoncée jusqu'à ce qu'elle trouve un vide formé par le pharynx ; alors il fait exécuter un mouvement de rotation par lequel la sonde décrit un arc de cercle de 60 à 65 degrés, au moyen duquel la pointe se trouve ramenée en haut et en dehors. Le praticien qui a l'habitude de cette opération trouve facilement la trompe ; mais pour une main peu exercée, cette introduction offre quelques difficultés ; c'est afin de les éviter, que nous allons indiquer les jalons qui peuvent suppléer au manque d'expérience. Ainsi, lorsque le bec de la sonde rencontre le vide formé par la limite du plancher des fosses nasales, il faut aussitôt faire exécuter le mouvement de rotation déjà indiqué, et tirer la sonde à soi de 5 ou 6 millimètres. On sent alors que le bec porte sur une légère éminence arrondie, formée par la paroi postérieure de l'embouchure de la trompe. Il suffit alors de relâcher légèrement l'instrument en continuant de le retirer ; et aussitôt le bec de la sonde glisse sur l'obstacle, et il s'engage de lui-même dans la trompe, où on l'enfonce en prolongeant un peu le mouvement de rotation. La sonde, ainsi placée, est fixée au nez au moyen de petites pinces de notre invention, comme la représente la figure nᵒ 2. On reconnaît que la sonde est bien dans

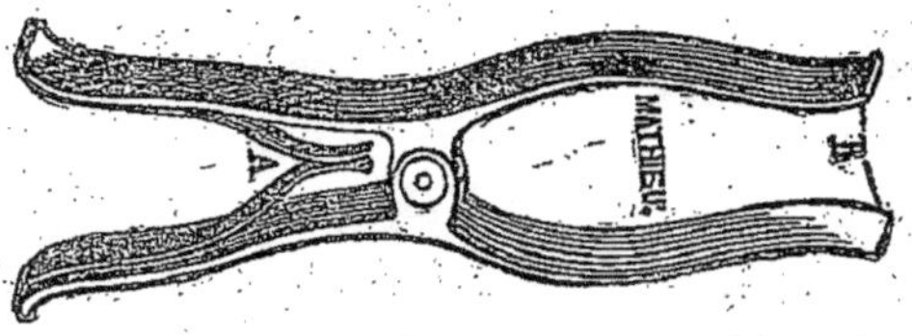

Pince pour fixer la sonde dans les fosses nasales une fois qu'elle est introduite. — L'écartement des branches inférieures *B* s'obtient en pressant les branches supérieures, lesquelles sont garnies d'un ressort *B* qui tient l'instrument fermé.

la trompe : à l'impossibilité de la faire tourner dans aucun sens ; à ce qu'elle ne gêne nullement le malade dans la prononciation ; à ce qu'elle reste complètement immobile dans le mouvement de déglutition ; tandis que lorsque le bec de la sonde n'est pas bien en place, et qu'il dépasse surtout l'embouchure de la trompe, les muscles palato-staphylins, lorsque ce mouvement s'exécute, agissent sur le bec de l'instrument, celui-ci est entraîné dans le pharynx, et procure au malade un sentiment fort désagréable qui excite des nausées. C'est même là le meilleur moyen de s'assurer, dans les cas difficiles, de la bonne position de l'instrument.

Les deux œillets qui ornent la douille de la sonde forment une obliquité représentée par une ligne qui partant de la commissure labiale du même côté, irait au milieu du globe de l'œil du côté opposé. Avec ces données, il nous paraît difficile de ne pas arriver facilement à pratiquer le cathétérisme de la trompe, en supposant toujours que les fosses nasales soient dans des conditions normales ; car, pour peu que les rapports entre les parties qui les composent soient le siége de quelque anomalie, cette opération devient difficile, quelquefois même impossible. Ainsi, si le vomer est déjeté à droite ou à gauche, la narine correspondante offrira des obstacles en raison du degré de voussure de cette cloison. Il en sera de même si le cornet inférieur est trop rapproché du plancher, dans toute son étendue ou dans quelque partie seulement de son bord libre.

Ces diverses causes sont autant de difficultés qui, pour être surmontées, exigent de l'adresse dans l'emploi des sondes d'un calibre varié et de courbures différentes.

Nous ne pouvons qu'indiquer ces cas exceptionnels, qu'il serait trop long de décrire en détail : ce sera aux chirurgiens à acquérir des notions précises et exactes sur l'anatomie de cette région avant de se livrer au cathétérisme de la trompe. La sonde une fois placée, sert de conducteur à tous les moyens curatifs qu'on veut diriger dans l'oreille moyenne, tels que insufflation d'air pur ou chargé de différens principes médicamenteux sous forme gazeuse, l'introduction de bougies simples et graduées ou armées d'un porte-caustique solide ou liquide comme nous l'avons déjà indiqué.

Une précaution importante dans le manuel du cathétérisme consiste à ne *jamais* provoquer l'éternûment, et pour l'éviter, il suffira de maintenir constamment le bec de la sonde sur le plancher des fosses nasales et la courbure longeant la surface inférieure du cornet inférieur ; car, pour peu que la sonde se fourvoie et que son bec touche un point quelconque de la face supérieure du même cornet, il provoque l'éternûment, complication fort désagréable pour les malades, et qui leur ôte la confiance qu'ils doivent avoir dans cette bénigne opération.

Paris. — Typographie Félix Malteste et Cᵉ, rue des Deux-Portes-St-Sauveur, 22.